AF302557

SUPERA TUS COMPLEJOS

Las claves para mejorar tu autoestima

Por Irène Guittin
Traducido por Laura Soler Pinson

Salud y bienestar 50MINUTOS.es

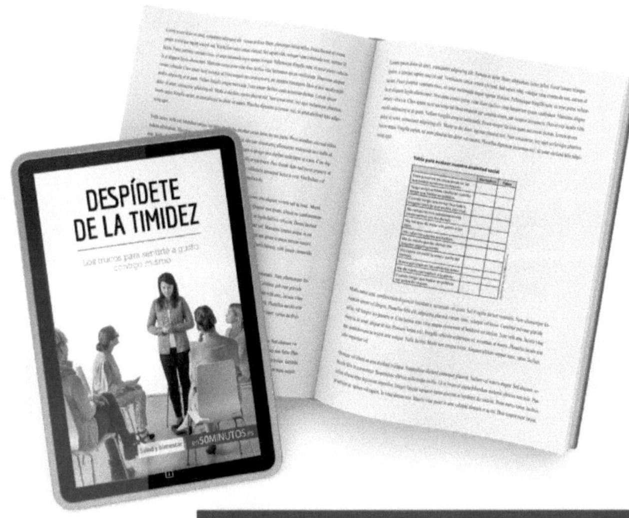
50MINUTOS.es

SI TU VIDA ES UNA MONTAÑA RUSA,
¡DISFRUTA DEL VIAJE!

DESPÍDETE
DE LA TIMIDEZ

en50MINUTOS.es

Domina tus celos

Aprende a quererte

Logra que tu hijo se divierta aprendiendo

Aprende a aceptar a los demás

www.50minutos.es

CÓMO DESHACERSE DE LOS COMPLEJOS

- **¿Problemática?** ¿Quién no ha tenido alguna vez complejos? Una nariz chata, orejas de soplillo, un sentimiento de inferioridad o, incluso, un apellido que nos incomoda son algunos de los muchos complejos insidiosos que pueden llevar rápidamente a un deterioro de la vida social, personal y profesional de quien no logra superarlos.
- **¿Meta?** Transformar tus complejos en ventajas para sentirte bien contigo mismo.
- **¿Preguntas frecuentes?**
  - ¿Todos reaccionamos igual ante los complejos?
  - ¿Los medios de comunicación generan los complejos?
  - Aunque hace tiempo que soy adulto, sigo sufriendo por las críticas de mi madre. ¿Es normal?
  - ¿Es necesario que me psicoanalice para superar mis complejos?

- Lo he intentado todo para vivir con mi cuerpo, pero me desagrada. ¿La cirugía estética es la única solución?
- Me falta cultura. ¿Cómo disimulo mis carencias ante los demás?
- Mis compañeros de trabajo se burlan de mi falta de carácter. ¿Cómo me impongo?
- Mi entorno se burla de mi ceceo. ¿Cómo les digo que me duelen sus bromas?

El complejo es algo muy representativo de la ambivalencia y de las contradicciones del ser humano y, tal y como su propio nombre indica, es difícil de entender, de comprender y de dominar. Es a la vez algo universal y tabú, social e íntimo, manifiesto y escondido, inherente al proceso de construcción del hombre y un freno para su evolución, y afecta a todas las capas de la población. Pero si bien es cierto que todos nos hemos enfrentado alguna vez a un complejo, la diferencia está en la importancia que le otorgamos y en la manera de abordarlo.

Por lo general, el complejo se considera un enemigo. De hecho, el vocabulario bélico con el que está asociado es muy significativo: se habla de superar, de luchar, de vencer los complejos, como si se tratase de un duelo sin cuartel en el que solo puede quedar uno.

A menudo, creemos que el complejo es como un ente externo a nosotros que podemos destruir, pero lo cierto es que es parte integrante de nosotros y ayuda tanto a la construcción del ser humano como a su evolución. Es un fenómeno normal e inevitable de la psicología humana. Por lo tanto, no se trata de erradicarlo por completo, sino de dominarlo, aceptarlo e, incluso —por qué no—, apreciarlo. Sea como fuere, es fundamental evitar que se convierta en una obsesión, ya que corres el riesgo de que tenga un impacto negativo en tu día a día y en tus relaciones. Por lo tanto, con quien tienes que enfrentarte ante todo es contigo mismo. El recorrido suele ser largo y difícil, pero el camino hacia el bienestar pasa primeramente por la autoaceptación.

EL COMPLEJO, ESE ENEMIGO QUE LLEVAMOS DENTRO

¿DE DÓNDE SALEN NUESTROS COMPLEJOS?

Regreso al pasado

Todos los psicólogos están de acuerdo en que los orígenes del complejo son muchos, pero suelen estar dentro de la persona (su vivencia, su personalidad) y en el ambiente en el que ha evolucionado (educación, entorno educativo). Así, será mayoritariamente en tu pasado donde descubrirás la explicación a tu malestar actual.

Las etapas de la vida

La tendencia a centrarse únicamente en una imperfección física o intelectual, real o ficticia, suele surgir durante fases de transición de nuestra existencia, como la adolescencia, el paso a la edad adulta o, también, durante la crisis de los

40. Esto es así porque estos periodos constituyen momentos importantes en el desarrollo de uno mismo y en la búsqueda de identidad. No obstante, también pueden generarse complejos tras un acontecimiento particular que, por una razón lógica o no, provoca que broten en nosotros sentimientos de duda y de inseguridad. Así, no es extraño ver cómo individuos con mucha confianza se derrumban tras un despido («Me han despedido porque no sé llevar una conversación, no sirvo para nada») o se acomplejan tras una ruptura («Me ha dejado porque no soy interesante», «Ha roto conmigo porque he engordado»).

La presión del entorno

Además de las situaciones de la vida que influyen en la aparición de complejos, las personas de nuestro entorno también desempeñan un papel en esto. Así, con frecuencia, los padres, que representan el primer modelo del niño y que contribuyen a su construcción como individuo, están en la raíz del malestar, aunque por lo general no son conscientes de ello. Muchos padres quieren lo mejor para sus hijos y se muestran muy exigentes; les parece que están llevando al muchacho hacia la perfección, pero no siempre se dan cuenta de que este puede sentirse menospreciado y pensar que jamás corresponderá al ideal que sus padres han imaginado.

La frase de más

Todos hemos escuchado o pronunciado frases, llevados por la frustración, que en apariencia son inofensivas, pero que pueden tener un impacto considerable en el destinatario: «Pues no es difícil entenderlo, ¿de verdad eres tonto o lo estás haciendo aposta?», «Ningún hombre querrá estar contigo, no sabes hacer nada», «Va siendo hora de que hagas deporte», «¿Qué voy a hacer contigo?», etc. Por muy inocuas que parezcan para aquellos que las pronuncian, este tipo de mensajes puede causar muchos estragos en la estima de las personas vulnerables. Los compañeros de clase no se quedan atrás y, de hecho, con mucha frecuencia son la fuente de futuros complejos. Las burlas y las mofas de las que hayamos sido víctimas en el patio del colegio a veces dejan huellas imborrables. Los niños son crueles entre ellos y en seguida se ríen de un apellido que se sale de lo común, de un aparato en los dientes, de un color de pelo particular (el famoso «zanahorio») o de un sobrepeso. Pero las cicatrices que dejan estos comentarios ofensivos pueden tener repercusiones incluso en la edad adulta.

¿CUÁLES SON LOS DISTINTOS TIPOS DE COMPLEJOS?

Los complejos físicos

En nuestra sociedad, lo visual, las imágenes desempeñan un papel preponderante cuando juzgamos una cosa o a una persona. Por eso, uno puede sentir que la menor particularidad física es una tara: un pecho pequeño o uno más grande, unos labios carnosos o unos muy finos, un cuerpo delgado o uno rollizo, una abundante melena o una calvicie… A menudo, nos gustaría que nuestro cuerpo se correspondiese con un supuesto ideal, que difiere por completo de lo que somos.

Los complejos psicológicos

Suelen estar más escondidos, son menos evidentes que los complejos físicos, pero lo cierto es que los complejos psicológicos son tan frecuentes como los otros y resulta igual de difícil vivir con ellos. Aunque nadie es omnipotente ni omnisciente, a veces sufrimos por nuestras carencias en algunas áreas, nos sentimos inferiores porque no destacamos en cálculo mental, en historia medieval o en filosofía, en mecánica, en costura o en bricolaje.

Los complejos del entorno

El modo de vida y de educación también puede generar complejos. Pueden producirse sentimientos de inferioridad tanto en una persona que ha crecido en un entorno precario (que teme que la excluyan por una mala reputación) como en otra que sale de un ambiente privilegiado (que teme que la excluyan por una imagen pretenciosa o porque atribuyen sus éxitos a su entorno y no a sus propios méritos), tanto en un hijo único sobreprotegido (porque carece de autonomía) como dentro de un número elevado de hermanos (porque le falta atención). Todas las familias, todos los ambientes sociales y todas las profesiones pueden ser factores de una mala autoestima.

¿QUÉ PAPEL DESEMPEÑAN LOS MEDIOS DE COMUNICACIÓN?

A menudo, se acusa a los medios de estar en la raíz de los complejos. Es cierto que difunden un culto a la apariencia, al éxito, a la felicidad, a los códigos de una supuesta perfección, etc. Aun así, nos equivocamos al asegurar que crean el problema. Se trata más bien de aceleradores o de reveladores, ya que el punto de partida se encuentra en otro sitio, dentro de cada uno.

Sin embargo, no podemos negar que la presión social y los tópicos que los medios de comunicación divulgan tienen un papel importante a la hora de mantener vivos e intensificar los complejos. Desde cuerpos tonificados y esbeltos en los anuncios a historias de éxito en los reportajes televisados, pasando por los protagonistas de las películas hollywoodienses, está claro que los personajes que se muestran en las diversas herramientas mediáticas no pertenecen a la realidad que vivimos. No obstante, no dejamos de compararnos con estas personalidades más o menos ficticias —y los medios nos animan fervientemente a ello—: nos gustaría tener los abdominales de Will Smith, la cintura de avispa de Victoria Beckham, la creatividad de Steve Jobs, la elegancia de Kate Middleton, la fortuna de Bill Gates, etc. Las revistas del corazón y los programas de teletienda prometen que todo esto está al alcance de nuestra mano y lo presentan como un objetivo final, como la condición indispensable para lograr una vida exitosa.

¿SABÍAS QUE...?

Las portadas de revistas en las que posan tus famosos favoritos se retocan sistemáticamente por ordenador para borrar las imperfecciones y dar la sensación de una belleza «perfecta», según los códigos de la sociedad actual. Se retoca la tez, se eliminan las redondeces, se reaviva el brillo de los ojos, etc. Piénsatelo dos veces antes de envidiar a Angelina Jolie o a Brad Pitt: son como todo el mundo, víctimas de los excesos y del paso del tiempo.

Es inútil e, incluso, peligroso que consideres a

las estrellas modelos de vida. Cada ser humano es diferente, tanto por su historia como por su entorno, su morfología y su personalidad. No olvides nunca que los medios solo te muestran la punta del iceberg y manipulan las imágenes y la información para ajustarse a un guion pensado detenidamente.

¿POR QUÉ ES TAN TENAZ?

El poder del complejo, lo que lo convierte en algo tan peligroso y dañino, es que se autoalimenta. En efecto, proviene de un error, de un fallo en cómo nos vemos. No es defectuoso el individuo, sino la manera en que se percibe. De esta manera, esta opinión deformada gira en torno a sí misma. Se encierra en sus falsas creencias hasta pensar que son ciertas. Se mantiene viva y puede convertirse fácilmente en una obsesión si no tenemos cuidado. Si nos menospreciamos con frecuencia y, después, lo hacemos siempre, terminamos por autoconvencernos —y convencemos a los demás— de nuestros defectos. Pero no te preocupes, el simple hecho de ser consciente de ese peligro es el primer paso para romper este círculo vicioso.

La dismorfofobia

La dismorfofobia consiste en la idea obsesiva de que una o varias partes de nuestro cuerpo son deformes y no son perfectas. Es la forma patológica del complejo y puede llevar al aislamiento e, incluso, a una fobia social. En algunos casos, la aversión por nuestro propio cuerpo llega a tal punto que le infligimos infinidad de martirios. Aquí resulta fundamental una psicoterapia, ya que la dismorfofobia puede generar también conductas extremas —cuyo objetivo es controlar o eliminar esos defectos obsesivos— como trastornos alimenticios o el uso excesivo de la cirugía estética. Esta enfermedad no debe tomarse a la ligera, ya que puede tener consecuencias físicas y mentales irremediables si no recibe atención médica.

UNA LUCHA DIARIA

¿CÓMO LUCHAR CONTRA NUESTROS DEMONIOS?

La primera etapa para ganar la batalla es romper el círculo vicioso que alimenta y exacerba el complejo. Para ello, debes enfrentarte a tus conductas instintivas con las que te menosprecias a ti mismo y frenar tus antiguos actos reflejos. No escuches esa voz en tu interior que te susurra palabras hostiles. Aunque te cueste creerlo, esos pensamientos negativos y malignos provienen de ti.

Resiste a la paranoia

No dejes que tus complejos te aíslen, te aparten del mundo y de tus seres cercanos. Acepta tomar riesgos y abrirte a los demás sin pensar en seguida que tienen malas intenciones y que te juzgan en cuanto te das la vuelta. Solo tú tienes ese comportamiento contigo mismo.

En su gran mayoría, las personas acomplejadas

se imaginan las reacciones de los demás y las perciben como una humillación. Por lo tanto, tienes que forzarte a mejorar tus reacciones y tus pensamientos: deja de imaginarte que todo el mundo se fija en tu nariz, probablemente eres el único al que le parece tan grande; deja de creer que muchos se ríen de tu incultura, seguramente la mayoría solo disfruta con tu sentido del humor; no pienses que la gente te mira por encima del hombro por lo bajo que eres, quizás solo estén impresionados al ver tanta energía concentrada.

No dejes que tus complejos dirijan tu vida

En efecto, obedecer a nuestros complejos no solo es la mejor forma de alimentarlos, sino también de destruir tu vida. Al contrario, tienes que aprovechar cada instante sin pensarlo: acepta ponerte en traje de baño y disfrutar de la playa a pesar de una vellosidad importante; atrévete a recogerte el pelo a pesar de tus orejas de soplillo; no dudes en sonreír aunque se te vea el aparato; lánzate a la pista de baile hasta el final de la noche incluso si no tienes sentido del ritmo.

Otro error que no tienes que cometer es culpar

a tus complejos de todos tus fracasos o problemas, ya sean personales o profesionales. Eres la única persona que lleva el timón y, por lo tanto, solo depende de ti asumir quien eres y no dejar que estos pequeños defectos definan el transcurso de tu vida y pongan trabas a tu éxito y a tu felicidad.

Victor, de 43 años, cuenta que hace tiempo que comete el error de utilizar su complejo de inferioridad como excusa para explicar sus problemas:

> «Provengo de una familia de obreros y, durante mucho tiempo, pensaba que mis problemas en la escuela se debían a que mis padres no habían cursado estudios universitarios. Estaba convencido de que tenía que seguir el mismo camino que ellos y no hacía siquiera el esfuerzo de pensar en mi futuro. Me sentía tan acomplejado por mis fracasos que no tenía ninguna ambición profesional. En el instituto, un profesor me hizo entender que yo era el único freno a mi éxito. Me echó una mano y me dio autoconfianza. Tal era mi motivación que recuperé el tiempo perdido. Ahora, soy director financiero de una gran empresa y doy clases, con la esperanza de ser yo esta vez el que ayude a algún joven a superar sus complejos».

Confía en tu entorno

Mientras estés sometido a tus complejos, te será imposible avanzar. Es fundamental que te contengas. Sin lugar a dudas, al principio te resultará difícil, pero se trata de una etapa totalmente necesaria. Eso no quiere decir que estés obligado a afrontar esta batalla tu solo. En efecto, aunque controlar tus complejos sea un proceso completamente personal, no debes dudar en pedir a tus seres cercanos que te acompañen. No olvides que quieren tu felicidad y, probablemente, estarán encantados de ayudarte, de participar en tu reconstrucción y de asistir a tu realización. Quizás no logras ver en ti belleza o inteligencia, pero ellos sí. Interioriza sus ánimos, sus cumplidos, acepta el apoyo que te ofrecen y aprovecha que están dispuestos a escucharte.

Tampoco dudes en llevar a cabo una selección en tu entorno para conservar solo a las personas positivas que quieren lo mejor para ti, y guarda las distancias con las que solo refuerzan o mantienen vivos tus complejos, deliberadamente o no. Aléjate de esa amiga que, cada vez que vais de tiendas, te incomoda cuando te pruebas cosas diciéndote que «se te ve el michelín» o que ese pantalón «te hace un culo gordo», cuando en realidad te queda como un guante. Y debes saber que, si esa persona siente la necesidad de criticarte de esa manera, es porque ella también está disimulando complejos.

Toma distancias

No resulta fácil admitirlo, pero una persona que se centra constantemente en sus complejos y piensa que la gente solo ve eso está demostrando ante todo egocentrismo. Recuerda que, probablemente, tus seres cercanos no prestan tanta atención como tú a tus supuestos defectos. Relativiza. Igual que no te fijas constantemente en el diastema de tu amiga, en el ligero ceceo de tu compañero de trabajo o en los pies grandes de tu prima, seguramente ellos tampoco están concentrados en tus pequeños defectos —o en aquello que percibes como tal—.

En *El poder del ahora*, la que se ha convertido en obra de culto, Eckhart Tolle muestra hasta qué punto somos nuestro mayor freno para nuestra felicidad: «La mayor parte del sufrimiento humano es innecesario. Es creado por uno mismo mientras la mente no observada maneje nuestra vida» (Tolle 2000, 17).

Por lo tanto, aprende a tomar distancias. Todo el mundo tiene defectos y, precisamente, ahí radica toda nuestra riqueza. Retoma el control de tu vida y reafírmate tal y como eres.

TRUCO

Como muchas personas acomplejadas, a las que les falta confianza, quizás sufres de una susceptibilidad exacerbada, al menos en algunos temas sensibles. Aprender a gestionar esta hipersensibilidad es dar un paso más hacia la seguridad y la autoaceptación. Cuando te sientas atacado y veas que estás a punto de enfadarte, respira profundamente e intenta entender por qué te afecta tanto lo que acaban de decir. Si te tomas tu tiempo para pensar, no solo darás la oportunidad de que tu ira disminuya, sino que además tendrás la distancia necesaria para entrar en razón. Poco a poco, lograrás tener una actitud relajada ante esos pequeños comentarios y quizás incluso pases de estar susceptible a reírte de ti mismo.

Consulta con un especialista

Para luchar contra tus complejos, es cierto que debes encontrar el origen, pero también tienes que contar con las herramientas necesarias. Para algunos, el psicoanálisis es una buena forma de llevar a cabo una introspección en un marco seguro y gozando de un seguimiento, para lograr identificar y entender los mecanismos inconscientes que explican sus angustias, sus sentimientos y sus reacciones. A menudo, comprender es dar el primer paso hacia la cura, por lo que quizás empezar un psicoanálisis es una buena manera de afrontar nuestros complejos en el día a día. Pero se trata de un proceso largo en el que se producirán alegrías y liberaciones, pero también habrá sufrimiento y dificultades. No desesperes, vale la pena correr riesgos para lograr los resultados esperados.

Aun así, debes tener cuidado, ya que el psicoanálisis es un método que no se adapta a todo el mundo y, sobre todo, no es la única forma de solucionar un malestar. Si tienes dudas, no insistas, ya que corres el riesgo de ponerte a la defensiva y hacer que el trayecto sea todavía más difícil. Existen otras vías, así que no dudes en explorarlas hasta que encuentres la que se ajusta a ti.

¿CÓMO BLINDARSE EFICAZMENTE?

Acepta tus imperfecciones

El camino hacia la autoaceptación es largo. Una de las etapas más difíciles, pero absolutamente fundamentales, es sin duda enfrentarse a la realidad. No busques esquivar tus complejos; no es una solución permanente. Si te limitas a sortearlos, volverán a manifestarse tarde o temprano.

Silenciar nuestros complejos implica afrontarlos, enfrentarse a ellos, mirarse en el espejo y asumir la imagen que este nos envía. No rehúyas tu reflejo. Míralo, dómalo, familiarízate con él, deja de juzgarlo y de denigrarlo y obsérvalo de manera objetiva. Contémplalo como si fuera otra persona y, entonces, su realidad aparecerá ante ti como una obviedad. Verás que a lo mejor no es perfecto, pero que sus imperfecciones también forman parte de su encanto, y que incluso cuenta con muchas cualidades.

¿Nunca has logrado controlar tu risa sonora que llama demasiado la atención? Tienes que darte cuenta de que, sobre todo, es muy comunicativa y trasmite alegría a tu alrededor.

Anne-Laure, de 32 años, cuenta que dejó que su gran estatura supusiera un freno para su vida social hasta que la convirtió en su principal baza de seducción:

> «Desde que tengo 15 años, le saco una cabeza a todo el mundo. Durante mucho tiempo, solo tuve ganas de que me tragara la tierra y de esconderme. No me atrevía a dar el paso hacia los demás y todavía menos a ligar con chicos. No me imaginaba que alguien pensase que una gigante como yo era femenina y atractiva. Pero sucedió. Es cierto que Benjamin es más bajo que yo, pero nunca se sintió intimidado. Logró sacar mi feminidad y me dio confianza en mí misma. Ahora me atrevo a llevar tacones, algo que antes me parecía inconcebible».

Aprende a reconocer tus cualidades

Dado que el complejo es una deformación excesivamente negativa de la autoestima, es importante que nos obliguemos a ver las cosas de forma positiva. Desarrolla tus cualidades porque, sí, ¡las tienes! E incluso tienes muchas.

En vez de centrarte en pequeños defectos insignificantes, toma conciencia de tus bazas físicas e intelectuales y resáltalas.

Mírate en el espejo todas las mañanas y concéntrate en una parte de tu cuerpo que te gusta particularmente o en un rasgo de tu personalidad del que estés orgulloso: tus labios carnosos, tu cabello suave como la seda, tu sonrisa cautivadora, tu rico vocabulario, tu atención hacia los demás, tu sentido del humor, tu determinación, etc. Una vez que hayas escogido tu virtud del día, no la dejes escapar, concéntrate en ella y vuelve a pensar en ella a lo largo del día. Hazlo con frecuencia e intenta siempre encontrar una nueva cualidad en la que centrar tu atención. Poco a poco, ganarás en seguridad y recobrarás la confianza en ti.

Acepta los cumplidos

Es bien sabido que escuchamos lo que queremos escuchar. Aún más, escuchamos o, mejor dicho, elegimos quedarnos inconscientemente con lo que esperamos escuchar. Si estás convencido de que tu entorno solo te critica, seguro que eso es lo que entiendes de sus palabras y de sus actitudes, con las reacciones dolorosas que eso genera: vejaciones, susceptibilidades, complejos, etc. Pero si dejas de lado tus ideas preconcebidas y tu desconfianza, detrás de esas palabras encontrarás más a menudo benevolencia que maldad. Al contrario de lo que crees, tu hermana no juzga tu modo de vida milimetrado; al contrario, admira tu capacidad para gestionar los distintos ámbitos de la vida: el profesional, el familiar y el social. No, tu compañero de trabajo no te considera un zalamero; está celoso de la confianza que inspiras a tu jefe. Tu mejor amiga no critica tu estilo clásico al vestir; envidia tu sencillez y tu naturalidad.

Depende de ti ver el lado bueno de las cosas y de escuchar los cumplidos que te hacen. En vez de centrarte en supuestas críticas, escucha con atención a tu entorno: tus amigos, tu familia y tus compañeros de trabajo son los mejor situados para indicarte tus defectos. Aprende a escuchar los elogios, a quedarte con los cumplidos y a aceptar tus cualidades. No obstante, no seas ingenuo, ya que no todas las críticas o los comentarios mordaces esconden un cumplido. Simplemente, evita dar rienda suelta a tu impulsividad y otorga el beneficio de la duda a tus seres cercanos.

Con objetividad y con total honestidad, ¿cómo interpretas el sentido de las siguientes frases?

- «Realmente pasas demasiado tiempo en el trabajo».
  - Eres demasiado diligente.
  - Tienes una excelente capacidad de trabajo.

- «Tu ingenuidad te jugará malas pasadas».
  - Eres fácilmente manipulable.
  - Sabes confiar en la gente y dar sin condiciones.

- «Llevas un vestido muy ceñido».
  - Has engordado.
  - Sabes sacar partido a tus formas.

- «Tienes un acento peculiar».

- ° Hablas de una forma ridícula.
  - ° Hablas de una manera encantadora.

- «No pareces de tu edad».
  - ° Eres un inmaduro.
  - ° Tienes una cara joven y con vida.

Si en la mayoría de las afirmaciones has escogido la primera opción, tienes todavía trabajo por hacer. Vuelve a leer la primera parte y tómate tu tiempo para cambiar tu percepción hasta ver las cosas, las palabras y a la gente de una forma más positiva. Si has elegido mayoritariamente la segunda idea, enhorabuena, ya has avanzado bastante. Sabes aceptar los cumplidos. A fuerza de escucharlos, sabrás reconocer tus cualidades y resaltarlas.

No dudes en reafirmarte

No dejar que tus complejos dicten tu vida es una etapa fundamental de tu lucha. Pero para llegar hasta el final de tu reconstrucción, hay que ir más lejos y superar tu complejo para ser capaz de demostrarlo en público. Cuanto más practiques, antes desaparecerán tus angustias.

¿Tienes un acento muy marcado en inglés? ¿Tu timidez te hace tartamudear? ¿Tienes miedo a decir algo estúpido? No importa: deja atrás tu miedo y atrévete a expresarte. Si te quedas más tranquilo, puedes avisar a tu interlocutor de tu incomodidad: sabrá que estás haciendo un gran esfuerzo y podrá ayudarte si te atascas con una palabra. No dudes en reírte junto a él de tu propia aprensión: reírse de uno mismo siempre permite distender el ambiente y quitarle hierro.

Amplía tus áreas de competencias

Para contrarrestar el efecto perverso de tus complejos, nada mejor que una buena cura de autoconfianza. Así, reconocer y reforzar nuestras cualidades forma parte integrante del proceso. Si tienes la sensación de que te falta cultura, pero no te interesa sumergirte en libros de historia o de economía, entonces amplía tu campo de acción: encuentra un área que te atraiga y explótalo hasta convertirte en un auténtico especialista. Los conocimientos y la experiencia son infinitos; solo tienes que identificar tu pasión y convertirla en tu curiosidad. Estudia la complejidad de las estrategias deportivas, de las corrientes marinas o del arte aborigen australiano; apúntate a clases de punto, de cocina o de jardinería. Disfrutarás aprendiendo y, a la vez, tendrás la sensación de que estás subsanando tus carencias.

Cambia tu percepción del mundo

Cuando sufrimos de complejos, tendemos a considerar las cosas de una forma negativa. La percepción deformada de nosotros mismos, degradante, se extiende a muchos ámbitos. Por lo tanto, para silenciar nuestros complejos, debemos invertir la tendencia y aprender a contemplarlo todo con optimismo. Deja de quejarte y de verlo todo negro. Redescubre los colores que te rodean, retén los momentos de alegría. Si sigues mirando el mundo con ojos brillantes, sabrás ver en ti los elementos que gustan a los demás y, quizás, te darás cuenta de que lo que considerabas un defecto en realidad resulta ser una auténtica virtud. Son esas pequeñas cosas las que conforman tu particularidad y tu encanto.

MANTÉN A TU ENEMIGO CONTROLADO

A base de trabajo y de sufrimiento, aprenderás a silenciar tus complejos y a reconocer tus cualidades. Incluso sabrás explotar estas últimas y sacar a la luz lo que vales. Por lo tanto, solo te queda una cosa por hacer: disfrutar de la vida.

No tengas miedo de exponerte a los ojos de los demás o a su posible crítica. No podemos gustarle a todo el mundo, y es obvio que la felicidad y la alegría de vivir despiertan la envidia. Pero deja a los demás con sus complejos y ocúpate de ti. Tus complejos han controlado y han frenado tu vida durante mucho tiempo. Ahora es el momento de tomar revancha. Atrévete y diviértete. Tienes toda la vida por delante.

AHORA ES TU TURNO

Ahora que confías en ti, ya no hay vuelta atrás. Has domado tus complejos y has logrado aceptarte tal y como eres, y esto es algo bueno, pero puedes llegar más lejos. Muestra ambición. No te limites a aceptarte: ámate y reafírmate. Ahora ya eres consciente de tus cualidades, así que desarróllalas. Resalta lo que te gusta de ti.

PREGUNTAS FRECUENTES

¿TODOS REACCIONAMOS IGUAL ANTE LOS COMPLEJOS?

Sí y no. Todos nos hemos enfrentado a complejos en varias ocasiones. Una opina que su pecho generoso es vulgar, el otro considera que su empleo le quita valor, aquel querría negar su apellido, etc. Ese sentimiento de inferioridad, ese malestar interno, esa mala autoestima es universal. Aunque sea habitual pensar que las mujeres son más propensas a los complejos, no es cierto. Los hombres los sufren de igual manera, aunque de vez en cuando sea menos evidente. El hecho de compararse con otra persona y juzgarse negativamente le ha pasado a todo el mundo, incluido a individuos a los que a veces consideramos como los más brillantes, los más seductores o los más poderosos. El complejo afecta a todo el mundo sin distinciones.

En cambio, lo que difiere en las personas es la

diversidad de reacciones ante ese complejo. No siempre contamos con las mismas armas para combatirlo. Nuestra experiencia, nuestro temperamento y nuestro entorno desempeñan un papel esencial en nuestra manera de afrontar los complejos. Esta actitud varía en función de muchos factores y, al contrario de lo que se suele pensar, no depende de una supuesta fortaleza o debilidad de carácter, sino de un estado mental más o menos adecuado en un momento dado.

Así, algunos pueden abstraerse de ello en un momento de su vida, pero hundirse en un círculo vicioso de autodesprecio durante un periodo difícil. Algunos necesitan recibir atención y obtener mucho apoyo, mientras que otros consideran esta dificultad como un viaje personal. Efectivamente, esa diversidad de reacciones es una desigualdad, pero es una desigualdad relativa. Y es que, si nos sentimos desamparados ante nuestros complejos, solo depende de nosotros reunir a nuestro alrededor las armas necesarias para vencerlos: familia y amigos, psicólogo o psicoanalista, motivación y determinación, autoconfianza y optimismo.

¿LOS MEDIOS DE COMUNICACIÓN GENERAN LOS COMPLEJOS?

A pesar de que tienen un papel altamente prescriptivo, los medios no generan los complejos en sentido estricto. Los refuerzan, los explotan, los cultivan, pero no los crean. El origen de los complejos sucede en el interior de cada individuo. A pesar de todo, es cierto que cada día se difunden cánones de belleza y normas de éxito que se presentan como la única posibilidad. Esto contribuye a incrementar el malestar de las personas que tienen complejos, a respaldar su vulnerabilidad. Hay que tomar distancias con las imágenes que transmiten los medios, ya que son ficticias, se escenifican, están dirigidas y no representan la realidad de la persona. Por ello, no se trata de una perfección que tengamos que alcanzar.

AUNQUE HACE TIEMPO QUE SOY ADULTO, SIGO SUFRIENDO POR LAS CRÍTICAS DE MI MADRE. ¿ES NORMAL?

Es normal que seamos sensibles a los comentarios de nuestros seres cercanos. Son puntos de referencia, guías que nos permiten estructurarnos. Obviamente, los padres desempeñan un papel fundamental en la construcción de una persona. Sin embargo, hay que saber tomar distancias. Ante todo, son humanos, pueden cometer errores y mostrar torpeza. El objetivo de los comentarios de tu madre es indicarte qué te aportará la felicidad, según ella. Quizás se equivoca y no siempre se da cuenta de que te está hiriendo, pero no puede evitar dar su opinión sobre cualquier decisión de tu vida, por pequeña que sea. Es el momento de cortar el cordón umbilical. Tienes que asumir tu estatus de adulto independiente y responsable de tus decisiones. Explícale que debe aprender a guardarse sus opiniones cuando no se las pides. Hazle entender que desempeñó un papel en tu educación, pero que ahora tienes que echar a volar con tus propias alas. Por tu parte, intenta mantenerte neutro ante sus comentarios y acéptate. Si tienes una conducta de adulto fuerte y firme, le demostrarás que no necesita preocuparse por ti.

¿ES NECESARIO QUE ME PSICOANALICE PARA SUPERAR MIS COMPLEJOS?

En efecto, remontarse al pasado para comprender la raíz de tus complejos puede ser un medio para superarlos. Ese es el trabajo de introspección que se realiza durante un psicoanálisis. Pero se trata de un proceso personal, íntimo, que no se adapta a todo el mundo. Algunos necesitan exorcizar su pasado para avanzar, mientras otros prefieren afrontar el presente.

Hay un aspecto que es igual o más importante que la decisión de llevar a cabo un psicoanálisis: la elección del psicoanalista. No se trata de preguntarse qué especialista es bueno o malo según los criterios de los demás, sino de saber cuál te conviene a ti. Tienes que sentirte en confianza, tener ganas de abrirte a él. Si la primera sesión te deja perplejo, prueba otro, hasta que encuentres al que sabrá entenderte.

LO HE INTENTADO DE TODO PARA VIVIR CON MI CUERPO, PERO ME DESAGRADA. ¿LA CIRUGÍA ESTÉTICA ES LA ÚNICA SOLUCIÓN?

En contra de lo que piensas, la cirugía estética no es una solución. El problema no viene de tu cuerpo, sino de la manera en la que lo percibes. Si tienes una imagen deformada de tu cuerpo, este podrá cambiar todo lo que quieras, pero la imagen seguirá estando deformada. Corres el riesgo de entrar en una espiral infinita de operaciones que te dejarán constantemente insatisfecho. Una vez que hayas eliminado tus acumulaciones de grasa querrás aumentarte el pecho, subirte los pómulos, reafirmar las nalgas, reducir tus arrugas, etc. El origen de tu malestar no viene de tu cuerpo, sino de tu cabeza. Aprende a amarte tal y como eres. En vez de escoger un dolor físico, acepta enfrentarte a un dolor psicológico; en vez de invertir todo tu dinero, invierte tu energía. Es cierto que costará más obtener los resultados, pero serán mucho más duraderos y eficaces.

ME FALTA CULTURA. ¿CÓMO DISIMULO MIS CARENCIAS ANTE LOS DEMÁS?

Lo que llamamos comúnmente cultura es en realidad una noción relativa. El sistema educativo enseña una cultura clásica, limitada a una selección de elementos definidos. No obstante, podemos considerar un tipo de cultura el conjunto de cualquier conocimiento de los seres humanos. ¿No te sabes de memoria el nombre del último premio Nobel de Economía, la quinta sinfonía de Beethoven o la tabla periódica de los elementos químicos? No importa, puedes optar por destacar tu saber personal: calculas el precio de un artículo rebajado más rápido que cualquier calculadora, conoces toda la vida de Arthur Rimbaud, recitas de memoria todo el repertorio del rapero 2Pac, la repostería y sus técnicas no tienen secretos para ti, etc. Piensa en todos aquellos a los que les gustaría tener esos talentos. Céntrate más en lo que tienes, y no tanto en lo que te falta.

MIS COMPAÑEROS DE TRABAJO SE BURLAN DE MI FALTA DE CARÁCTER. ¿CÓMO ME IMPONGO?

A veces, la lengua es engañosa. Según el DRAE, tener carácter es tener «firmeza y energía», lo que insinúa que, si no manifestamos nuestra opinión de forma evidente, ruidosa y autoritaria, no tenemos carácter. Si nos ceñimos a esta definición, tus compañeros confunden tu discreción con una incapacidad para tener y asumir tu propia opinión.

Queda en tu mano demostrarles lo contrario. Aunque tu timidez te impida decir alto y claro tus impresiones, no debe considerarse sumisión. Por suerte, no podemos evaluar la exactitud de un comentario por el número de decibelios que lo acompaña, así que confía en ti. Tu opinión cuenta tanto como la de los demás, aunque la expreses de una manera más discreta. Tómate tu tiempo para organizar tus ideas y, de esta manera, podrás hablar con claridad y concisión. No sirve de nada que te obligues a levantar la voz; con un tono calmado y firme, tu palabra se impondrá por sí sola y verás que rápidamente tus compañeros de trabajo te considerarán una referencia de exactitud y de sabiduría.

MI ENTORNO SE BURLA DE MI CECEO. ¿CÓMO LES DIGO QUE ME DUELEN SUS BROMAS?

No existen dos articulaciones idénticas. Aunque es cierto que algunas formas de hablar son más especiales que otras, esto no debe considerarse un defecto. Muy al contrario, tu ceceo forma parte de ti, igual que tu sonrisa cautivadora y tu sentido del humor. Si tu entorno bromea sobre ello, probablemente es porque considera que forma parte de tu encanto. Si, aun con todo, esto te molesta, lo mejor que puedes hacer es hablarlo directamente con las personas en cuestión. Seguramente no se dan cuenta del daño que te hacen. Diles con honestidad que su ensañamiento te pesa y que te gustaría que fueran menos insistentes. No olvides que esos individuos también tienen complejos, incluso aunque te parezcan menos obvios. Sin duda, entenderán tu malestar y harán lo posible para no herirte más.

¡Tu opinión nos interesa!
¡Deja un comentario en la página web de tu
librería en línea,
y comparte tus favoritos en las redes sociales!

PARA IR MÁS ALLÁ

FUENTES BIBLIOGRÁFICAS

- Psycho-facile, "Les complexes". Consultado el 22 de diciembre de 2015. http://www.psycho-facile. com/index.php?option=com_content&view=article&id=16&Itemid=30

- Real Academia Española. 2014. "Carácter". *Diccionario de la lengua española.* Consultado el 31 de octubre de 2017. http://dle.rae.es/?id=7OboGAc

- Tolle, Eckhart. 2003. *El poder del ahora. Un camino hacia la realización espiritual.* Rosario: Eleven. E-book en PDF.

FUENTES COMPLEMENTARIAS

- Fanget, Frédéric. 2003. *Oser. Thérapie de la confiance en soi.* París: Odile Jacob.

- Hay, Louise. 2013. *Transformez votre vie. Une pensée positive peut changer votre vie.* París: Marabout.

- Ruiz, Don Miguel. 2016. *Les quatre accords toltèques. La voie de la liberté personnelle.* París: Jouvence.

- Tolle, Eckhart. 2011. *L'art du calme intérieur.* París:

J'ai lu.

- Tolle, Eckhart. 2011. *Mettre en pratique le pouvoir du moment présent. Méditations et exercices.* París: J'ai lu.

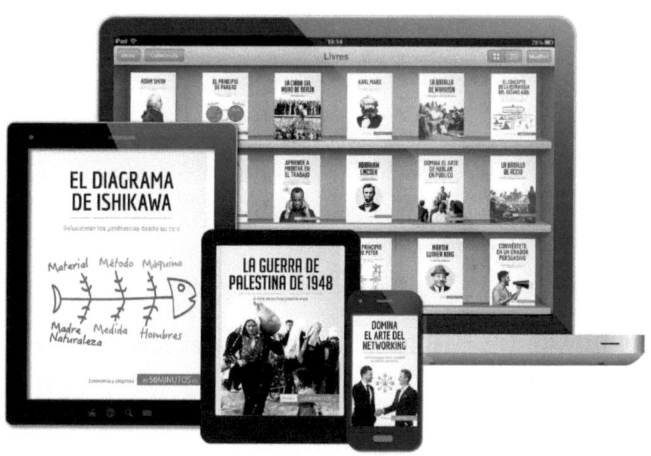